BEI GRIN MACHT SICH IHR WISSEN BEZAHLT

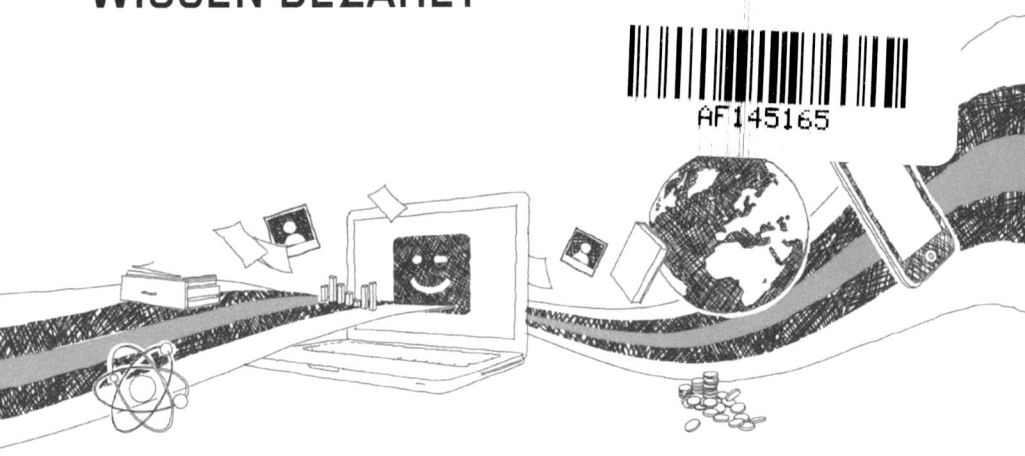
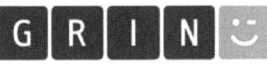

Bibliografische Information der Deutschen Nationalbibliothek:

Die Deutsche Bibliothek verzeichnet diese Publikation in der Deutschen National-
bibliografie; detaillierte bibliografische Daten sind im Internet über http://dnb.d-
nb.de/ abrufbar.

Impressum:

Copyright © 2012 GRIN Verlag, Open Publishing GmbH
Druck und Bindung: Books on Demand GmbH, Norderstedt Germany
ISBN: 9783668450592

Dieses Buch bei GRIN:

http://www.grin.com/de/e-book/366061/inanspruchnahme-von-gesundheitsleitun-
gen-bei-migranten-migration-in-der

Mustafa Atas

Inanspruchnahme von Gesundheitsleitungen bei Migranten. Migration in der Bundesrepublik Deutschland und Auswirkungen auf die Gesundheit

GRIN Verlag

GRIN - Your knowledge has value

Der GRIN Verlag publiziert seit 1998 wissenschaftliche Arbeiten von Studenten, Hochschullehrern und anderen Akademikern als eBook und gedrucktes Buch. Die Verlagswebsite www.grin.com ist die ideale Plattform zur Veröffentlichung von Hausarbeiten, Abschlussarbeiten, wissenschaftlichen Aufsätzen, Dissertationen und Fachbüchern.

Besuchen Sie uns im Internet:

http://www.grin.com/

http://www.facebook.com/grincom

http://www.twitter.com/grin_com

Fakultät für Gesundheitswissenschaften
School of Public Health
WHO Collaborating Centre

Hausarbeit für 1. Modul:
Grundlagen der Gesundheitswissenschaften

Inanspruchnahmen von Gesundheitsleitungen bei Migranten

Verfasser: Mustafa Atas

Abgabetermin: 24.08.2012

Weiterbildender Fernstudiengang
Master of Health Administration

I Inhaltsverzeichnis

III Abkürzungsverzeichnis

BRD   .... Bundesrepublik Deutschland

BKK   .... Spitzenorganisation der Betriebskrankenkassen

ca.   .... circa

f.   .... folgend

ff.   .... folgend(e)

h.pylori   .... Helicobacter Pylori

MIMI   .... Migranten für Migranten

S.   .... Seite

WHO   .... World Health Organization

IV Abbildungsverzeichnis

1 Einführung

In der Bundesrepublik Deutschland (BRD) stellt das Gesundheitssystem der Bevölkerung eine umfassende gesundheitliche Versorgung sicher, bei der im Krankheitsfall eine optimale medizinische Leistung gewährleistet wird. Dennoch kommt vor, dass Menschen die sozial benachteiligt sind, von dem Gesundheitssystem nicht ausreichend profitieren. Das Gesundheitsrisiko von Menschen mit einem niedrigem Bildungsniveau, schlechterem Berufsstatus ist höher, als bei Personen die über ein besseres Bildungs- und Berufsstatus besitzen. Demnach können auch Menschen mit Migrationshintergrund denselben gesundheitlichen Risiken ausgesetzt sein wie deutsche mit niedrigen Sozialstatus (Razum et al. 2008, S. 16).

Allerdings existieren bei Migranten zusätzliche Aspekte, die berücksichtigt werden müssen. Sie haben of ein unterschiedliches Verständnis von Gesundheit- und Krankheit und viele beherrschen die deutsche Sprache nicht. Außerdem haben viele mangelnde Kenntnisse über das Gesundheitssystem, wodurch sich eine geringe Inanspruchnahme von Gesundheitsleitungen entwickelt. Ergebnis dieser Problematiken ist, dass es zu Versorgungsproblemen in den Gesundheitseinrichtungen kommt, wobei das Personal auf die Versorgung von Migranten nicht hinreichend vorbereitet ist.

Unterschiedliche Analysen der Gesundheitsberichterstattung und Studien von Theda Borde belegen, dass Migranten häufiger an Infektionskrankheiten betroffen sind, weniger an Vorsorge und Früherkennungsuntersuchungen teilnehmen, sowie mit der medizinischen Versorgung in Krankhäusern unzufriedener sind. Allerdings bestehen Konzepte im Gesundheitssystem, die Versorgung der Migranten durch entsprechende Präventionsangebote zu verbessern und ihr persönliches Gesundheitsverhalten positiv zu entwickeln.

1.1 Ziel der Arbeit

Die Zielsetzung dieser Arbeit ist es einen Überblick über die gesundheitliche Versorgung der Migranten zu verschaffen, und Problembereiche darzustellen, bei der Optimierungsbedarf besteht. Hierzu werden ausgewählte gesundheitsrelevante Gesichtspunkte zur Migration dargestellt, wodurch ein besseres Verständnis zum Gesundheitsverhalten der ausländischen Bevölkerung vermittelt wird.

1.2 Aufbau der Arbeit

Nach einer Einführung im ersten Kapitel wird im zweiten Kapitel ein Überblick zur Migration in der Bundesrepublik Deutschland geschaffen und ein Einblick in die soziale Lage von Migranten erteilt. Hierbei wird auch das Krankheitsverständnis von muslimischen Migranten, im Vergleich mit der Schulmedizin behandelt. Abschließend werden die Auswirkungen der Migration auf das Gesundheitssystem beschrieben. Darauf aufbauend wird in Kapitel drei die gesundheitliche Lage der ausländischen Bevölkerung durch die Veröffentlichungen der Gesundheitsberichterstattungen geschildert. Dabei werden Ergebnisse zu Mortalität und Morbidität beschrieben und bestehende Zugangsbarrieren ins Gesundheitssystem erläutert.

Im vierten Kapitel werden migrationsspezifische Angebote des Gesundheitssystems beschrieben, die eine Verbesserung der gesundheitlichen Versorgung anstreben. Im Kontext werden dabei auch Chancen zur Verbesserung der wirtschaftlichen Situation von Gesundheitseinrichtungen beschrieben. Abschließend wird im fünften Kapitel die Schlussbetrachtung vorgenommen.

2 Migration in der Bundesrepublik Deutschland und Auswirkungen auf die Gesundheit

Einführend zur Thematik wird zum besseren Verständnis mit einer Begriffsklärung begonnen, um die Ursachen der Migration besser nachzuvollziehen. Anschließend wird auf die soziale-Lage der Migranten und der Zusammenhang zu Gesundheit beschrieben und das Krankheitsverständnis von der türkischen Migranten dargestellt

2.1 Begriffliche Abgrenzung von Migration

Der Begriff Migration leitet sich vom lateinischen Wort „migrare" ab. Allerdings wurde er ins Deutsche durch die Übersetzung des englischen Begriffs „migration" in die Alltags-sprache eingeführt. (David/Borde 2001, S. 57). Der Terminus Migration beschreibt die Veränderung des Lebensmittelpunktes von Menschen, die in ein fremdes Land auswandern und ihre sozialen Netzwerken und Gewohnheiten verlassen. Durch die Migration müssen Individuen sich in einem fremden Land an die neuen sozialen und gesellschaftlichen Struk-turen anpassen und gesellschaftliche Netzwerke neu gründen (David/Borde 2001, S. 57). In Deutschland können Personen als Migranten bezeichnet werden, die in die Bundesrepublik Deutschland (BRD) zugewandert sind, oder mindestens ein Elternteil von denen die hier geboren und aufgewachsen sind einen Migrationshintergrund hat (Razum et al. 2008, S. 17)

2.2 Entwicklung der Migration in Deutschland

Die Motive für eine Migration sind sehr unterschiedlich die Menschen dazu bewegen ihr Land zu verlassen, wo sie geboren und aufgewachsen sind. Diese können Bürgerkriege, politische Unterdrückung oder auch Naturkatastrophen sein (Krämer/Prüfer-Krämer, 2004 S. 10). Die weit verbreitetste Begründung liegt in der wirtschaftlichen Verbesserung der persönlichen Lebensverhältnisse (David/Borde 2001, S. 57). Die Migrationsströmung in die BRD resultierte hauptsächlich aus wirtschaftlichen Motiven von Ausländer ihre Heimat zu verlassen, um sich eine bessere Zukunft durch das erarbeitete Geld zu schaffen. Die größte Strömung von Ausländer ermöglichte das Anwerberabkommen nach dem Zweiten Weltkrieg (David/Borde 2001, S. 39). Es wurde hierbei in den 1950er und 1960er Jahren Unteranderem mit Italien, Griechenland, Spanien, Portugal sowie der Türkei sogenannte Anwerberabkommenverträge geschlossen. Hierdurch sollte der Wiederaufbau Deutsch-lands und anderen europäischen Ländern, durch die Anwerbung von Gastarbeitern unter-stützt werden (Hax-Schoppenhorst/Jünger 2010, S.17).

In Deutschland war das politische Ziel, durch das Anwerberankommen die wirtschaftlichen Interessen des Landes durch Nutzung von gesunder Arbeitskraft nur für kurze Zeit zu erreichen. Durch Anwendung des Rotationsverfahrens wurden nur junge, gesunde arbeitsfähige Personen für maximal zwei Jahre beschäftigt. Eine Bindung an das Land und an das Unternehmen sollte vermieden werden, einerseits um die Kosten für Sozialversicherung der Gastarbeiter niedrig zu halten, andererseits wurde Deutschland als Einwanderungsland von der Politik nicht anerkannt (Ostermann 1990, S. 42ff).

Die Arbeitsstellen der Gastarbeiter waren gekennzeichnet durch körperliche Schwerstarbeit, Überstunden und Schichtarbeit das ein hohes Gesundheitsrisiko beinhaltete. Die Anforderungen für die Arbeitsplätze waren gering, es handelte sich oft um rationalisierbare Arbeitsplätze, die immer von einer Arbeitslosigkeit bedroht waren und dadurch eine psychische Belastung für die Gastarbeiter darstellten (David/Borde 2001, S. 33). Diese Vorgehensweise, der Verantwortlichen wurde durch geringe Sprachkenntnisse, fehlende Qualifikation und des temporären Aufenthalts der Gastarbeiter begründet (Ostermann 1990, S. 40).

Die Aufenthaltsbeschränkung von zwei Jahren wurde in den 60er Jahren für Gastarbeiter behoben und in den 70er Jahren kam es zu einem Aufnahmestopp für Migranten (Ostermann 1990, S. 41f). Dennoch kam es trotz finanzieller Anreize für Rückreisende in den 80er Jahren zu einem sukzessiven Anstieg der Migranten (Finkelstein 2006, S. 17 f). Heute liegt die Anzahl der Migranten bei 6,93 (2011) [www document] und die größte Gruppe stellt die türkische Bevölkerungsgruppe mit 1,6 Millionen dar [www document].

Zu konstatieren ist das in den 50er und 60er Jahren die BRD mit einer Einwanderungswelle von Menschen aus verschiedenen Kulturen, Traditionen und Religionen konfrontiert wurde, auf die sie nicht vorbereitet war. Für viele Gastarbeiter stellte sich der Wunsch wieder heimzukehren als Illusion dar. Obwohl es vielen Migranten in der BRD vergleichsweise besser geht, als sie es in ihrer Heimat erfahren haben, zeigen verschiedene Studien zur sozialen Lage Auffälligkeiten, die Auswirkungen auf ihre Gesundheit haben. Daher soll im folgenden Kapitel die soziale Situation von Migranten und dessen gesundheitlichen   Auswirkungen   dargestellt   werden.

2.3   Soziale Lage von Migranten

Die Gesundheit einer Bevölkerungsgruppe können von persönlichen, Verhaltens und Verhältnisfaktoren beeinflusst werden, wodurch das Gesundheitsrisiko reduziert oder erhöht wird (Hurrelmann 2006, S. 21f). Durch die personalen Faktoren wird die physische und psychische Verfassung einer Person bestimmt, wodurch der Gesundheitlichen Zustand beeinflusst wird (Hurrelmann 2006, S. 21f). Dagegen beschreiben die Verhaltensfaktoren das Gesundheitsverhalten einer Person hinsichtlich seiner körperlichen Aktivität, Essgewohnheiten, Tabak und Alkoholkonsum, sowie sexual- und hygieneverhalten (Hurrelmann 2006, S. 21f). Allerdings ist auch die Entwicklung von gesundheitlichen Verhaltensweisen von den Umwelt- und Umfeldbedingungen, der ökonomischen Verhältnisse des Landes und einzelner Personen abhängig (Hurrelmann 2006, S. 21f). Die Gesundheitschancen werden nicht nur von einzelnen Faktoren ausgelöst, es besteht eine wechselseitige Beeinflussung, die unterschiedliche Auswirkungen auf die Gesundheit haben können (Hurrelmann 2006, S. 22f). Nachfolgend wird mithilfe ausgewählter sozialer Indikatoren auf die Benachteiligung der Gesundheitschancen von Migranten hingewiesen, dabei werden primär Daten aus der Gesundheitsberichterstattung genutzt.

2.3.1   Bildungsstatus von Migranten

Bildung wird anhand der Schuljahre-und Ausbildungsabschlüsse gemessen und wird als ein Merkmal für die persönliche Leistungsfähigkeit betrachtet, dass die persönliche Entwicklung und soziale Kompetenz formt. (Hurrelmann 2006, S. 39). Der Bildungsgrad ist somit eine wichtige Ressource für das eigene Gesundheitsverhalten das den Gesundheits-

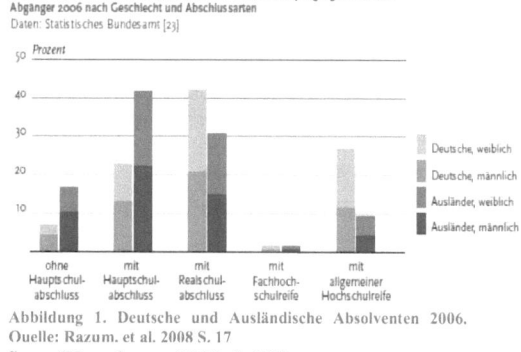

Abbildung 1. Deutsche und Ausländische Absolventen 2006. Quelle: Razum. et al. 2008 S. 17

status positiv oder negativ beeinflusst (Hurrelmann 2006, S. 39f).

Das Statistische Bundesamt zeigte in **Abbildung** 1 auf das 2006 von den Absolventen der Hauptschule, ausländische Schüler, die größten Gruppe darstellen. Hierbei betrug der

Anteil der ausländischen Schüler im Jahr 2006 58,4% und dagegen der Anteil der deutschen Schüler nur 29,7. Außerdem besuchten nur 11,7% der Migranten ein Gymnasium, wohingegen der Anteil der deutschen bei 27,7% lag (Razum et al. 2008 S. 17). Dennoch zeigt sich im Bereich der Hochschulbildung ein tendenzieller Anstieg der Migranten, obwohl ihr Gesamtanteil noch gering ist (Razum et al. 2008, S. 17).

Bei Personen mit einem geringen Bildungsgrad stellte sich heraus das sie häufiger an chronischen Erkrankungen betroffen sind, an Patientenschulungen geringfügiger teilnehmen und sich weniger mit Gesundheitsthemen beschäftigen. Hierdurch wird deutlich, dass ihnen die Selbsteinschätzung für ihre persönliche Gesundheit fehlt (Hurrelmann, 2006, S. 40). Der Bildungsgrad von Menschen würde somit als Steuerungsinstrument für ein bewussteres Gesundheitsverhalten betrachtet, wodurch die Risiken zu erkranken verringert werden.

2.3.2 Wirtschaftliche Verhältnisse von Migranten

Die finanziellen Verhältnisse von Personen bestimmen die Chancen und Risiken für Gesundheit und Krankheit, wodurch die Möglichkeit geschaffen wird, Bedürfnisse zu erfüllen. Finanzielle Mittel beeinflussen somit die Wohnverhältnisse, das Konsumverhalten und die Inanspruchnahmen von Gesundheitsleistungen (Hurrelmann 2006, S. 17).

Das Einkommen der Migranten in der Bundesrepublik Deutschland liegt unter dem Durchschnitt der deutschen Bevölkerung, die sich aus gering qualifizierten Arbeitsverhältnissen, einer häufigeren Arbeitslosigkeit sowie dem Empfang von Sozialhilfeleistungen ergibt (Razum et al. 2008 S. 21f). In Abbildung 2 ist zu erkennen, dass im Jahr 2006 die Einkommensverhältnisse von

Tabelle 2.3.5.1
Monatliches Haushaltsäquivalenzeinkommen von Deutschen und Zuwanderern in Westdeutschland
Datenbasis: SOEP 1996 und 2004; Quelle: Statistisches Bundesamt [27]

	Deutsche		Zuwanderer aus ...						(Spät-)AussiedlerInnen und (Spät-)Aussiedler	
			der Türkei		Südwesteuropa		dem ehemaligen Jugoslawien			
	1996	2004	1996	2004	1996	2004	1996	2004	1996	2004
Monatliches Haushalts-äquivalenzeinkommen*	1.140	1.360	630	850	870	1.110	750	870	810	940

* Haushaltseinkommen unter Berücksichtigung von Anzahl und Alter der Personen im Haushalt; Mittelwerte in Euro

Abbildung 2. Haushaltsäquivalenzeinkommen von Deutschen und Zuwanderern: Quelle: Razum, et al. 2008 S. 22

türkische Migranten im Durchschnitt 850 Euro betrugen, während bei deutschen das durchschnittliche Einkommen bei 1360 Euro lag (Razum et al. 2008 S. 21f). Diese ungünstigen finanziellen Verhältnisse der Migranten führen zu Einschränkungen in ihrem Lebensstandard, wodurch das persönliche Gesundheits- empfinden und das Gesundheitsverhalten beeinflusst wird (Hurrelmann 2006, S. 38). Bei Personen mit geringerem Einkommen kann sich Scham- und Fremdheitsgefühl entwickeln, bei der es zu einer Isolierung kommt. Hierdurch können medizinische Leistung weniger in Anspruch genommen werden, wodurch die Einleitung einer rechtzeitigen -und adäquaten Behandlung von Krankheit verhindert und das Gesundheitsrisiko erhöht wird (Hurrelmann 2006, S. 37f).

2.3.3   Zusammenhang von Migration und Gesundheit

Für Migranten kann das Risiko bestehen, das sich durch ihre Position im beruflichen Alltag und geringer nachbarschaftlichen Beziehungen zur Mehrheitsgesellschaft, negative Auswirkungen auf das Gesundheitsverhalten bilden (Hurrelmann 2006, S. 46f). Das Gefühl keine Anbindung an soziale Netzwerke der Mehrheitsgesellschaft zu schaffen, vermittelt die Wahrnehmung der Ausgeschlossenheit durch die Gesellschaft. Hierbei können Differenzen in den Wertvorstellungen hervorgerufen werden, wodurch es zu einer absichtlichen Abwendung an die Werte der eigenen Heimat kommt (Hurrelmann 2006, S. 46). Folgen, die sich hierdurch entwickeln, können ein geringes Interesse an den gesellschaftlichen Strukturen, niedriges Selbstwertgefühl und psychosomatische Störungen sein (Hurrelmann 2006, S. 46). Forciert kann diese Isolierung der Migranten durch eine verborgene Fremdenfeindlichkeit in der Mehrheitsgesellschaft, wodurch es auch zu einer gesundheitlichen Belastung kommen kann. In einer repräsentativen Studie von Wilhelm Heitmeyer waren 60% der Befragten der Ansicht, dass zu viele Migranten in der BRD leben (Razum et al. 2008, S. 22f.). Dieses Ergebnis zeigt eine tendenziell distanzierte Haltung der Mehrheitsgesellschaft gegenüber Migranten, was eine Anbindung von Migranten an die Mehrheitsgesellschaft erschwert. Dennoch ist ein großer Teil der Migranten der Ansicht, dass sie sich in Deutschland wohlfühlen und ausländerfeindlichen Erfahrungen in Gesundheitseinrichtungen nicht erlebt haben (Razum et al. 2008, S.111). Abschließend ist darauf hinzuweisen das der gesundheitliche Zustand der Migranten nicht nur vom Migranten da sein beeinflusst werden kann, sondern die sozioökonomischen Verhältnisse eine entscheiden Bedeutung dabei haben (Hurrelmann 2006, S. 46).

2.4 Gesundheits- und Krankheitsverständnis bei Migranten

In diesem Teil der Arbeit wird ein Einblick in die Heterogenität der Krankheitsvorstellungen vom Migranten erteilt, um dessen Verhaltensmuster zu verstehen.

Die Krankheitsvorstellungen einer Person kann durch Herkunft, Kultur, Religion sowie aus der persönlichen Erfahrung mit Krankheiten gelenkt werden (Ostermann 1990, S. 70). Diese bestimmen das Verhalten der Patienten im Umgang mit Krankheit, nehmen Einfluss in die Symptomdarstellung und ihre Erklärungen von Ursachen. Die Erklärungsansätze von Krankheiten können vor allem durch Schulmedizinischen oder religiös-fundierten Erfahrungen bestimmt werden (Ostermann 1990, S. 71f).

2.4.1 Schulmedizinische Krankheitsvorstellungen

In westlichen Ländern und damit auch in Deutschland ist Krankheit ein biologisch nachvollziehbarer Prozess, der objektiv darstellbar ist. Die Schulmedizin hat dabei die Aufgabe Krankheiten zu behandeln zu beheben, bzw. zu lindern. Hierbei wird der Fokus primär auf den Körper und die Krankheitsursache gelegt, wobei Symptome des Patienten systematisch zu bestimmten Krankheiten zugeordnet werden (Ostermann 1990, S. 76). Hierbei werden die psychosozialen Aspekte, die Lebensverhältnisse und die Erfahrungen des Patienten mit Krankheiten in den Hintergrund verlagert. Außerdem verlieren kulturelle und religiöse Beziehungen des Patienten an Bedeutung, dass für einzelne Patienten eine besondere Bedeutung im Leben stellen kann. (Ostermann 1990, S. 76ff).

2.4.2 Religiös-fundierte/ Volksmedizinischen Betrachtungsweise von Krankheit

Türkische Migranten vor allem aus der ersten Generation haben einen besonderen Bezug zur volksmedizinischen Betrachtungsweise von Krankheiten. Hierbei können Krankheiten in magisch-religiösen Zusammenhängen gedeutet werden, wobei gleichzeitig eine große Akzeptanz der Schulmedizin besteht (Ostermann 1990, S. 33f). Diese Ansichtsweise resultiert höchstwahrscheinlich, aus einer unzureichenden Versorgung von moderner Medizin in ländlichen Gebieten der Türkei und andererseits durch die religiöse Zugehörigkeit zum Islam (Ostermann 1990, S. 27).

Volksmediziner in der Türkei sind Personen, die über Heilkundekenntnisse verfügen und die islamische Lehre stets beachten (Ostermann 1990, S. 30). Diese sind in der Regel islamische Gelehrte (*Hoças*), die sich in bestimmten Gebieten der Heilkunde zum Organismus auskennen und auf eine jahrhundertelange Tradition der Behandlung zurückgreifen (Ostermann 1990, S. 30,).

Die Ursachenerklärung von Krankheit erfolgt durch die Hoças in Berücksichtigung von religiös- sozialen Aspekten, bei der eine Trennung zwischen psychischen und somatischen Beschwerden nicht stattfindet. Krankheit wird in der religiös fundierten- und volksmedizinischen Anschauung als etwas betrachtet, das im Umfeld einer Gesellschaft vorhanden ist und jederzeit in den Körper eines Menschen eindringen kann (Ostermann 1990, S. 78). Hierzu kann die Krankheit als Gottes Wille, oder Bestrafung interpretiert werden, dass von dieser Bevölkerungsgruppe als Schicksal angenommen wird (Ostermann 1990, S. 86). Demnach werden Krankheiten mit übernatürlichen Kräften in Verbindung gebracht, die beispielsweise durch böse Geister, die Cins, oder durch einen neidvollen Blick, Nazar genannt, ausgelöst werden (Ostermann 1990, S. 86ff).

Der Ausdruck von Symptomen erfolgt hierbei ganzheitlich, diese können von den Betroffenen oft nicht eindeutig beschrieben werden, da ihnen die Kenntnisse über den Organismus fehlen, oder sie es nicht anders kennengelernt haben zu schildern (Ostermann 1990, S. 78ff). Daher ist es erforderlich die sozialen Hintergründe der Patienten in Erfahrung zu bringen, um diese Erklärungsmuster der Patienten zu erkennen, zuzuordnen und ggfs. Antworten durch gezieltes Fragen zu eruieren.

2.5 Auswirkungen in die Versorgungspraxis

Die bisher aufgeführten Sachverhalte sollten einerseits Einblicke in die Hintergründe des ausländischen Patienten vermitteln, aber auch das Potenzial aufzeigen, dass hierdurch die Versorgung der Migranten erschwert werden kann. In den Gesundheitseinrichtungen ist das Personal unzureichend auf die Versorgung einer multikulturellen Gesellschaft vorbereitet, da vielen häufig das Verständnis und die Sensibilität für ausländischen Patienten fehlt und ihr Verhalten teilweise durch Stereotype besetzt sind (Gransee et al. 2009, S. 97). Von den ausländischen Patienten wird erwartet, sich genau wie deutsche zu verhalten und auf dieselbe Art und weise Symptome zu beschreiben (Ostermann 1990, S. 112). Dies ist allerdings als schwierig zu bezeichnen, da viele Migranten aus den Erfahrungen der Heimat geprägt sind und ihr Verhalten intuitiv erfolgt (Ostermann 1990, S. 112ff). Außerdem fehlen z. B. türkischen Patienten aus der ersten Generation häufig ausreichende Sprachkenntnisse um sich klar zu äußern, wodurch Diagnose und Therapie Verfahren nicht angemessen eingeleitet werden können. (von Bosse/Terpstra 2012, S. 80). Verschiedene Studien belegen bereits, dass eine große Anzahl von diagnostischen und therapeutischen Maßnahmen bei dieser Patientengruppe unbegründet ist und vor allem sind sie ergebnislos (David/Borde 2001, S. 302ff). Hieraus wird deutlich das einerseits die Versorgungsqualität der ausländischen Patienten gefährdet ist und andererseits Kosten entstehen, die bisher nicht berechnet wurden (Knipper/Bilgin 2009, S. 67f).

3 Gesundheitliche Versorgungslage von Migranten

In diesem Kapitel sollen aus den Daten der Gesundheitsberichterstattung (GBE) 2008, Angaben zur Mortalität und Morbidität von Migranten gemacht werden. Hierbei wird darauf hingewiesen, dass die Angaben der Gesundheitsberichterstattung aus Untersuchungen zusammengestellt wurden, bei der in der Regel nur Aussagen zu Teilgruppen möglich waren. Abschließend werden Barrieren vorgestellt, die einer angemessenen Versorgung entgegenstehen

3.1 Mortalität- und Morbidität Auffälligkeiten bei Migranten

Zur Darstellung der Mortalitäts- und Morbiditätsauffälligkeiten bei Migranten werden Angaben zu Infektionskrankheiten, Erkrankungen aus dem ambulanten Bereich sowie die Teilnahme an Vorsorgeuntersuchungen vorgestellt

3.1.1 Mortalität bei Migranten

Die Sterblichkeit bei Migranten in Deutschland zeigen in absoluter Betrachtung eine niedrigere Rate gegenüber der deutschen Bevölkerung, das auf den sogenannten Health Migrant Effect zurückzuführen ist. Demnach besitzen Migranten einen besseren Gesundheitszustand als deutsche, obwohl sich Migranten in einer schlechteren sozialen Lage befinden (Razum et al. 2008, S. 31ff). Ursachen liegen vermutlich darin, dass die Lebensbedingungen im Vergleich zur Heimat verbessert sind und dass man in ein Land im jungen Alter eintrifft, wo die medizinische Versorgung fortgeschritten ist. Darüber hinaus sind Migranten nicht mehr denselben Risikofaktoren ausgesetzt, die in der Heimat bestehen und in der BRD eine medizinische Versorgung schnell gewährleistet wird. Hinzu kommt, dass es bei Migranten wahrscheinlich länger dauert, bis sie von den bestehen Risikofaktoren des Ziellandes beeinflusst werden (Krämer/Prüfer-Krämer 2004 S. 70f). Dennoch ist davon auszugehen, dass Migranten grundsätzlich nicht gesünder sind, als deutsche. Es sollte hierbei damit gerechnet werden, dass eine schlechte soziale Lage im Laufe des Lebens bei den Migranten zu einer Doppelbelastung führen kann (Krämer/Prüfer-Krämer 2004 S. 70f). Hierbei können sich gesundheitliche Beeinträchtigungen entwickeln, die zum einen auf die Zeit in der Heimat zurückzuführen sind und zum anderen, sich aus den „lebensstilbedingten Risikofaktoren" während des Aufenthalts im Zielland ergeben (Krämer/Prüfer-Krämer 2004 S. 70f)

3.1.2 Morbidität bei Migranten

Laut den Angaben der Gesundheitsberichterstattung 2008 zeigt sich bei Migranten proportional eine höhere Infektionsrate mit Tuberkulose Bakterien, als bei Deutschen. Die Tuberkulose ist eine bakterielle Infektionskrankheit, dass die Lunge befällt und mit tödlichen Folgen verlaufen kann. Im Jahr 2006 waren 5400 neue Fälle registriert, hiervon hatten 33,8 % einen Migrationshintergrund (Razum et al. 2008, S. 38). Auffällig dabei war, dass bei Migranten die Inzidenzen (Anzahl der Neuerkrankungen) bei 24,2 % lag, allerdings bei der deutschen Bevölkerung nur 4,6 % betrug (Razum et al. 2008, S.38). Der höchste Anteil der Betroffenen mit Tuberkulose waren türkische Migranten mit 6,7% (Razum et al. 2008, S. 39). Zur Entstehung von Tuberkulose bei Migranten werden Erstinfektionen im Heimatland vermutet, die sich nach Jahren in Deutschland manifestieren. Darüber hinaus werden als Ursachen ein geringer sozioökonomischer Status sowie enge Wohnverhältnisse mit schlechten Hygienebedingungen benannt (Razum et al. 2008, S. 39). Eine weitere nennenswerte Infektionskrankheit bei der ausländischen Bevölkerung, ist die Ansteckung mit dem Bakterium Helicobacter Pylori (h. pylori). Eine Infektion mit diesem Bakterium kann zu chronischen Magenentzündungen führen und ist mit Krebserkrankungen assoziiert. Im Rahmen einer Untersuchung in einer Vorschule zeigten sich Prävalenzen mit h. pylori, bei der über 40 % der türkischen Schüler und über 50 % der Eltern betroffen waren. Im Gegensatz zu dieser hohen Rate waren nur 5-6% der deutschen Schüler mit dem h. pylori infiziert gewesen (Razum et al. 2008, S. 41).

Das Krankheitsspektrum bei Migranten im ambulanten Bereich resultiert aus der Statistik der Arbeitsunfähigkeitsdiagnosen des BKK- Bundesverbandes. Aus den Daten zur Begutachtung der Arbeitseinsatzfähigkeit nach dem Bundessozialhilfegesetz und aus den Ergebnissen einer Praxisstudie über die Besuchsanlässe bei Hausärzten zwischen deutschen und türkischen Patienten (Razum et al. 2008, S.42). Hauptsächlich wurde hieraus festgestellt, dass im ambulanten Bereich die Beschwerden der Patienten unabhängig ihrer Herkunft bei den Atmungsorganen, Verdauungsorganen und Bewegungsapparat liegen. Bei Migranten sind Herzkreislauf Erkrankungen, Erkrankungen des Skelettsystems und psychische Beschwerden am häufigsten beobachtete Krankheiten. Auffällig ist dabei allerdings, dass die Arbeitsunfähigkeitsdiagnosen aufgrund psychischer Krankheiten bei Ausländern, im Gegensatz zu deutschen deutlich höher war (Razum et al. 2008, S.43). Hinsichtlich der

Mundhygiene stellte sich bei ausländischen Kindern heraus, dass sie einen schlechteren Hygienestatus besaßen als deutsche (Razum et al. 2008, S. 81f). Außerdem wurde festgestellt, dass ausländische Kinder präventiven Zahnarztbehandlungen weniger in Anspruch genommen haben als deutsche (Razum et al. 2008, S. 81f). Die Datenaufbereitung des GBE zeigte weiterhin auf, dass die Teilnahme an Früherkennung Untersuchungen U1 bis U9 bei Kindern mit Migrationshintergrund, mit steigendem Alter sinkt (Razum et al. 2008, S. 88f). Ferner ist auch bei Älteren Migranten festzustellen, dass ihre Teilnahme an allgemeinen Vorsorgeuntersuchungen gering ist. Hieraus ist wahrscheinlich auch die geringe Teilnahme der Kinder an Früherkennungsuntersuchungen und Präventionsbehandlungen begründet (Tiesmever et al. 2008, 32f).

3.2 Barrieren der gesundheitlichen Versorgung

Die ausländische Bevölkerung in Deutschland ist eine heterogene Gruppe, die sich untereinander vom Bildungsgrad, der wirtschaftlichen Situation, ihrer Herkunft sowie der Erfahrungen mit Krankheit unterscheidet. Demzufolge bilden sich in der Praxis Faktoren das eine bedarfsgerechte Versorgung behindert (Gransee et. al. 2009 S. 10). Nachfolgend werden Kommunikationsprobleme und die Mangelnden Kenntnis über das Gesundheitssystem beschrieben, die einer adäquaten Versorgung entgegenstehen.

3.2.1 Kommunikationsprobleme

Sprachkenntnisse sind essenzielle Fähigkeiten für den Zugang in das Gesundheitssystem. Durch geringe Sprachkenntnisse über den eigenen Körper und die Gesundheit, fehlt vielen Migranten ein wichtiges Instrument das eigene befinden den Ärzten verständlich darzustellen, um eine Basis für eine angemessene Versorgung zu bilden (Razum et al. 2008, S. 109). Matthias David und Theda Borde haben während einer repräsentativen Untersuchung in Krankenhäusern herausgefunden, dass türkische Patienten Diagnose und Behandlungsmaßnahmen schlechter verstanden haben als deutsche. Des weiterem fühlten türkische Patienten sich durch das medizinische Personal nicht ernst genommen und schlecht aufgeklärt (David/Borde 2001, S. 137).

Kommunikationsprobleme in der gesundheitlichen Versorgung können entstehen durch mangelhafte, oder gar keine Sprachkenntnisse und durch unterschiedliche Erfahrungen mit Krankheit. Viele türkische Patienten vor allem aus der ersten Generation haben das Problem, die deutsche Sprache nicht zu beherrschen und andere Erklärungsmuster zu nutzen. Zur Darstellung der Beschwerden werden von türkischen Patienten oft Metaphern genutzt, wie z. B. die Zunge ist verrutsch" kann auf Stottern, Schluckbeschwerden oder auf eine Kehlkopfentzündung hinweisen (von Bosse/Terpstra 2012, S. 80). Darüber hinaus können die Bezeichnung von Organen wie z. B. Leber und Lunge zum Ausdruck von Emotionen benutzt werden, dass zu Missverständnissen in der gesundheitlichen Versorgung führen kann (von Bosse/Terpstra 2012, S. 80).

Durch das medizinische Personal wird die metaphorische Beschreibung von Krankheit durch türkische Patienten nicht ausreichend ernst genommen und als irrational zurückgewiesen (Ostermann 1990, S. 112ff). Hierbei ist es erforderlich das medizinische Personal auf diese Erklärungsmuster zu sensibilisieren, da ohne ein sachliches Gespräch mit dem Patienten, keine adäquate Anamneseerhebung möglich ist (Borde/Albrecht 2007, S. 23). Hierdurch sind Irrtümer und falsche Behandlungen in Gesundheitseinrichtungen vorprogrammiert (Borde/Albrecht 2007, S. 23).

Rechtlich relevant werden geringe Sprachkenntnisse vor allem dann, wenn Patienten für eine Operation aufgeklärt werden müssen und hierzu keine adäquaten Dolmetscher zur Verfügung stehen. Aufgrund einer unzureichenden Aufklärung für eine Operation hätten Patienten die Möglichkeit Klage einzureichen (von Bosse/Terpstra 2012, S. 81). Unterschiedliche Studien belegen bereits, dass bei ausländischen Patienten durch eine unzureichende Kommunikation Fehl-und Endlosdiagosen vermehrt vorgekommen sind und eine höhere Unzufriedenheit besteht (Knipper/Bilgin 2009, S. 69f).

3.2.2 Mangelnde Kenntnis

Die Anforderungen des einzelnen Menschen an die Leistungen eines Gesundheitssystems können durch Erfahrungen aus dem Heimatland und dem sozialen Umfeld geprägt sein. Diese spiegeln sich durch eine geringe Nachfrage und Nutzung, sowie mangelhafter Kenntnisse über medizinische Leistungen bei Migranten wieder (Borde/Albrecht 2007 S. 23). Eine mangelnde Kenntnis der Migranten über die bestehenden Gesundheitsangebote bestätigt sich durch folgende Ergebnisse. Die Inanspruchnahme von medizinischen Leistungen bei Fachärzten und der Teilnahme an Vorsorge- und Früherkennungsuntersuchungen ist im Verhältnis zur deutschen Bevölkerung gering. Als Begründung gaben Migranten im Rahmen der fünf Themen Befragung in NRW an, dass sie keine Kenntnisse über Vorsorge und Früherkennungsuntersuchungen haben (Razum et al. 2008, S. 110f)

4 Migrationsspezifische Angebote in der Gesundheitsversorgung

An den bisherigen Darstellungen ist erkennbar das der Bedarf für eine adäquate Versorgung unterschiedliche Aspekte beinhalten kann, mit denen Migranten konfrontiert werden. Deshalb soll in diesem Teil der Arbeit eine Übersicht der Gesundheitsprojekte in der Bundesrepublik Deutschland vermittelt werden, wodurch versucht wird eine Benachteiligung von Migranten bzw. Personen, die in einer sozial beeinträchtigten Position sind zu beheben. Abschließend werden Chancen für Krankhäuser aufgeführt, die sich durch eine Orientierung an die speziellen Bedürfnisse der Migranten entwickeln können.

4.1 Migrationsspezifische Präventionsprojekte

Die Bundeszentrale für gesundheitliche Aufklärung führt eine Datenbank, bei der im Jahr 2005 2683 Projekte mit Präventionsangeboten für sozial benachteiligte Gruppen registriert waren (Razum et al. 2008, S. 122). Bei 67,8 % (1819) der Projekte wurde der Migrationshintergrund von Menschen nicht berücksichtigt, allerdings wurde es bei 26,2 % (703) der Projekte teilweise berücksichtigt (Abbildung 3). Lediglich 6 % (161) der Projekte waren ausschließlich an Personen mit Migrationshintergrund ausgerichtet (Razum et al. 2008, S. 122). Kennzeichnend für die Mehrheit der Projekte war der Ansatz der Verhaltensprävention, bei der die Bewältigungsressourcen der Teilnehmer gestärkt werden sollte (Razum et al. 2008, S. 124).

Die Themengebiete der Projekte sind umfassend und erstrecken sich über Stressbewältigung bis hin zur Unfallprävention. (Razum et al. 2008, S. 124). Allerdings bestehen neben Verhaltenspräventionsansätzen auch Ansätze aus der Verhältnisprävention. Dabei werden

Tabelle: 7.3.2.1
Anliegen der Präventionsprojekte
Quelle: Datenbank »Gesundheitsförderung bei sozial Benachteiligten«, eigene Berechnung

Handlungsfelder zur Verbesserung des Gesundheitsverhaltens	Prozentual von n = 864 (Mehrfachnennungen möglich)
Bewältigungsressourcen (z. B. zur Konfliktlösung)	65,6 %
Stressbewältigung	44,4 %
Gewaltprävention	41,3 %
Ernährung	37,7 %
Alkoholprävention	35,8 %
Prävention von Medikamentenmissbrauch	31,6 %
Drogenprävention	31,3 %
Sexualverhalten	30,1 %
Sport und Bewegung	29,9 %
Rauchprävention	23,6 %
AIDS-Prävention	23,5 %
Unfallprävention	8,8 %

Abbildung 3. Präventionsprojekte in Deutschland.
Quelle: Razum, et al. 2008 S. 22

gezielt in dem Lebensumfeld der Migranten, Angebote gemacht um eine Gettoisierung zu vermeiden und die Verbesserung der Lebensbedingungen zu unterstützen (Razum et al. 2008, S. 124). Durch das Angebot an geeigneten Beratungen, Schulungen sowie Bildungs- und Freizeitangeboten, die im Gesundheitskontext stehen, werden Präventionsprojekte umgesetzt, wodurch die gesundheitliche Versorgung optimiert werden soll (Razum et al. 2008, S. 124).

Im nächsten Kapitel soll das MIMI (Migranten für Migranten) Projekt vorgestellt werden, das die Ansätze der Verhaltens- und Verhältnisfaktoren berücksichtigt um die Anteilnahme an der gesundheitlichen Versorgung der Migranten zu fördern.

4.2 Migranten für Migranten

Durch das Ethnomedizinische Zentrum in Hannover wird seit 2003 das Gesundheitsförderungsprojekt Migranten für Migranten (MIMI) durchgeführt. Es ist einer der wenigen Projekte das den Erwartungen der Word Health Organization (WHO) hinsichtlich der Setting orientierten Vorgehensweise durch den Einsatz von Gesundheitsmediatoren erfüllt (Razum et al. 2008, S. 126).

Durch das MIMI Projekt werden Interkulturelle Gesundheitsmediatoren im Rahmen einer 50stündigen Lehrgangs ausgebildet, dessen Aufgabe es ist Gesundheitsförderung und Prävention für Menschen mit Migrationshintergrund zu verwirklichen bzw. zu unterstützen (Razum et al. 2008, S. 124). Unterstützt wird das Projekt durch den Bundesverband der BKK, den BKK Landesverbänden Hessen sowie durch das Landesministerium Niedersachsen, Hessen und Schleswig-Holstein (Razum et al. 2008, S. 124).

Die Gesundheitsmediatoren sind nach ihrer Ausbildung befähigt, in Zusammenarbeit mit Fachkräften des Gesundheitswesen Veranstaltungen zu organisieren. Hierbei sollen gezielt Migranten mit geringen oder keinen Sprachkenntnisse in ihrer Muttersprache z. B. Türkisch oder Russisch, über das Gesundheitswesen und Präventionsangebote informiert werden (Razum et al. 2008, S. 124). Durch migrationsspezifische Gesundheitsförderungs- und Präventionsprojekte, soll die Partizipation in das Gesundheitssystem der BRD von Menschen mit unterschiedlichen Erfahrungen gefördert werden. Bisher wurden über 500 Veranstaltungen durch die Gesundheitsmediatoren durchgeführt, bei der über 8000 Menschen mit Migrationshintergrund teilgenommen haben, wodurch das Interesse der Zielgruppe an dieses Projekt deutliche wird (Razum et al. 2008, S. 125).

4.3 Chancen für Krankenhäuser durch Migrationsspezifische Angebote

In Deutschland leben laut dem Mikrozensus insgesamt ca. 16 Millionen Menschen mit Migrationshintergrund, hierbei sind Personen die über die deutsche Staatsbürgerschaft verfügen inkludiert. Die Bevölkerungsgruppe der Migranten ist heterogen bei der die

Menschen über verschiedene „Eigenheiten" verfügen und Krankenhäuser noch zu wenig Kenntnis darüber haben. Zukünftig wird die Anzahl Migranten stetig wachsen, dabei übersehen Krankenhäuser die gesellschaftspolitische Bedeutung und das wirtschaftliche Potenzial in diesem Kundenkreis. Um künftig wettbewerbsfähig zu bleiben, wäre es fahrlässig die Zielgruppen der Migranten außer Acht zu lassen (Brandstätter 2012, S. 368f).

Durch ein gezieltes „Ethno Marketing" können Zielgruppen analysiert und ihr Mediennutzungsverhalten herausgefunden werden, wodurch Handlungsansätze initiiert werden, um diese Kunden bzw. Patienten für das Krankenhaus zu gewinnen (Brandstätter 2012, S. 369). Daher sollten Krankenhäuser in Erfahrung bringen, wie sich ihre Patientenstruktur zusammensetzt und welche Nationalitäten und Altersgruppen im Umkreis des Krankenhauses als potenzielle Kunden leben. Wichtig ist anschließend, dass die Zielgruppen segmentiert werden, damit eine gezielte Kommunikation erfolgen kann. Hierzu sollte das Mediennutzungsverhalten der Zielgruppen analysiert werden, um anschließend die eigenen Kommunikationsinstrumente zu überprüfen und ggfs. zu überarbeiten. (Brandstätter 2012, S. 369)

Als eine der wichtigsten Maßnahmen ist die Reduktion der bestehenden Sprachbarrieren zu nennen, da diese wie bereits an anderer Stelle beschrieben, zu häufigen Schwierigkeiten in der gesundheitlichen Versorgung von Migranten führt. Zu diesem Punkt können Dolmetscher Dienste oder der Einsatz mobiler e Phrasebooks abhilfe schaffen (Brandstätter 2012, S. 370). Außerdem könnten standardisierte Informationen wie z. B. Operationsaufklärungen, Broschüren oder aber auch Beschilderungen innerhalb des Krankenhauses in die Hauptsprache der Zielgruppe übersetzt werden. Darüber hinaus könnten Sprechstunden und Informationsveranstaltungen in verschiedenen Sprachen angeboten werden, bei der die Aufmerksamkeit und Sympathie der Zielgruppen für das Krankenhaus gewonnen werden kann (Brandstätter 2012, S. 370). Um eine breitere Gruppe zu erreichen, sollten Kooperationen mit Vereinen und Verbänden stattfinden, um gemeinsam Themen bezogenen Veranstaltungen zu organisieren (Brandstätter 2012, S. 370). Wirtschaftliche Vorteile können sich durch die Anziehung der ausländischen Patienten generieren, wodurch die Fallzahlen erhöht werden können (Brandstätter 2012, S. 370).

5 Schlussabrechnung

In dieser Arbeit sollten die Inanspruchnahme von Gesundheitsleistungen bei Migranten aufgezeigt und Problembereiche dargestellt werden. Dabei konnte herausgestellt werden das bei Migranten unterschiede in der Nutzung von Gesundheitsleistungen zur Mehrheitsgesellschaft bestehen. Durch die Analyse der GBE 2008 wurde nachgewiesen, dass Migranten weniger aufgrund mangelnder Kenntnisse weniger an Vorsorge und Früherkennungs-Untersuchungen teilnehmen, eine erhöhte Inzidenz an Tuberkulose Infektion nachweisen. Darüber hinaus, häufiger den Arzt wechseln und mit der medizinischen Versorgung unzufriedener sind als deutsche. Diese Aspekte sollte zukünftig näher untersucht werden, ob sich diese Probleme in der sozialen Schichtzugehörigkeit unter den Migranten unterscheidet.

Es ist nach der Ansicht des Verfassers darauf hinzuweisen, dass ein Migrationshintergrund an sich, nicht als ein erhöhtes Gesundheitsrisiko betrachtet werden sollte, da sich hieraus eine Stereotypisierung entwickeln könnte. Daher sollten der Sozioökonomische- und Bildungsstatus einer Bevölkerung, bei den Untersuchungen der gesundheitlichen Lage von Migranten nicht außer Acht gelassen werden.

Im Gesundheitssystem bestehen bereits migrationsspezifische Angebote, bei der auf die unterschiedlichen Bedürfnisse der Migranten eingegangen wird, dennoch besteht hierbei ein ausbaufähiges Potenzial. Hierzu bedarf es allerdings ausführlicherer Untersuchungen, damit eine Datengrundlage geschaffen werden kann, um Gesundheitseinrichtungen zu motivieren und zu unterstützten. Durch valide Ergebnisse aus den Untersuchungen könnten gezielte Handlungsansätze entwickelt, um künftig der Versorgung einer multikulturellen Gesellschaft gerecht zu werden.

Die Probleme, die bei Migranten bestehen, resultieren nicht nur aus sozioökonomischen Ursachen, sondern beinhaltet auch Aspekte, die durch unterschiedliche Erfahrungen und Krankheitsvorstellungen geprägt sind. Aufgrund dessen sollte künftig vielmehr der Fokus auf Konzepte der Gesundheitserziehung gelegt werden. Hierbei erfolgt eine Motivation von Personen, das Gesundheitsverhalten zu ändern um diese selbst zu steuern (Hurrelmann 2006, S. 208). Das Ziel dabei ist es nicht nur die Risiken von falschen Verhalten aufzuzeigen, sondern die Ursachen von Gesundheitsrisiken zu erklären, um hierdurch Wissen zu vermitteln, dass von der Zielgruppen verstanden und angenommen wird (Hurrelmann

2006, S. 209). Setting Ansätze wie das MIMI Projekt sollten daher weiter gefördert werden, um Migranten in ihrem Lebensumfeld zu erreichen. Dabei sollten vor allem Kooperationen mit Vereinen gebildet werden, um einerseits eine größere Gruppe zu erreichen, Mistrauen abzubauen und die Vereine in die Verantwortung für ihre Mitglieder einzubeziehen. Des weiterem sollten auch das Personal in den Gesundheitseinrichtungen auf die Versorgung von ausländischen Patienten durch Weiterbildungen bspw. zu Transkultureller Kompetenz vorbereitet werden, um die beschriebenen Versorgungsprobleme zu beheben.

IV Literaturverzeichnis

David, M., Borde, T. (2001): Kranksein in der Fremde? Türkische Migranten im Krankenhaus. 1 Auflage. Marbuse-Verlag GmbH. Frankfurt am Main.

Finkelstein, K. (2006): Eingewandert. Deutschlands Parallelgesellschaften. 1 Auflage. Ch- Links Verlag Berlin.

Gransee, C., Lorenz, J., Deneke, C., Seibt, A., Weber, P. (2009): Diversitymanagement in den Pflege und Gesundheitswissenschaften. Strategien der Implementierung nachhaltiger Konzepte im Gesundheitswesen. 1 Auflage. LIT Verlag Dr. Hopf Berlin.

Hax-Schappenhorst,T, Jünger (2010): Seelische Gesundheit von Menschen mit Migrationshintergrund. Wegweiser für Pflegende. 1 Auflage.. Kohlhammer Verlag. Stuttgart

Hurrelmann, K. (2006): Gesundheitssoziologie. Eine Einführung in sozialwissenschaftliche Theorien von Krankheitsprävention und Gesundheitsförderung. 6 Auflage. Juventa Verlag Weinheim und München.

Krämer, A.; Prüfer-Krämer,L. (2004): Gesundheit von Migranten. Internationale Bestandsaufnahme und Perspektiven. 1 Auflage. Juventa Verlag Weinheim und München.

Ostermann, B. (1990): „Wer versteht mich" Der Krankheitsbegriff zwischen Volksmedizin und High-Tech; zur Benachteiligung von Ausländerinnen in deutschen Arztpraxen. 1 Auflage. Verlag für Interkulturelle Kommunikation.

Simon, M. (2010) Das Gesundheitssystem in Deutschland. Eine Einführung in Struktur und Funktionsweise. 3 Auflage 2010. Hans Huber Verlag Bern

Tiesmeyer K., Brause, M., Lierse, M., Lukas-Nülle, M., Hehlmann, T. (2008): Der Blinde Fleck. Ungleichheiten in der Gesundheitsversorgung. 1 Auflage. Verlag Haus Hans Huber Bern.

Von Bose,A., Terpstra, J. (2012): Muslimische Patienten Pflegen. Praxisbuch für Betreuung und Kommunukation. 1 Auflage. Springer-Verlag Berlin Heidelberg.

Zeitschriften und Internet Adressen

Anzahl der Ausländer in Deutschland nach Herkunftsland: (Stand 31. Dezember 2011) [www.document]
http://de.statista.com/statistik/daten/studie/1221/umfrage/anzahl-der-auslaender-in-deutschland-nach-herkunftsland/, eingesehen am 15.07.2012

Brandstätter, M. (2012) Zugang zu Zuwanderern.: f&w: führen und wirtschaften im Krankenhaus. Juli-August 2012. Berlin: Bibliomed, S. 368 – 370.

Bundesamt für Migration und Flüchtlinge. Das Bundesamt in Zahlen 2011 Asyl, Migration, ausländische Bevölkerung und Integration. [www.document]
http://www.bamf.de/SharedDocs/Anlagen/DE/Publikationen/Broschueren/bundesamt-in-zahlen-2011.pdf;jsessionid=CBB6B904E27316E7C3A50EA03AC64519.1_cid251?__blob=publicationFile, eingesehen am 18.07.2012

Knipper,M., Bilgin, Y. (2009): Migration und Gesundheit. Konrad Adenauer Stiftung e.V. Sankt Augustin/ Berlin.URL: http://www.kas.de/wf/doc/kas_16451-544-1-30.pdf. eingesehen am 21.7.2012

Razum, O.; Zeeb, H.; Meesmann, U.; Schenk, L.; Bredenhorst, M., Brzoska, P.; Dercks, T.; Clodny, S.; Menkhaus, B., Salmann, R. Saß, A.; Ulrich, R. (2008): Migration und Gesundheit. Schwerpunktbericht der Gesundheitsberichterstattung. Robert Koch Institut Berlin. URL: http://v1.bitv-test.de/dateien/pdf_test/1049/migration.pdf. eingesehen am 11.07.2011

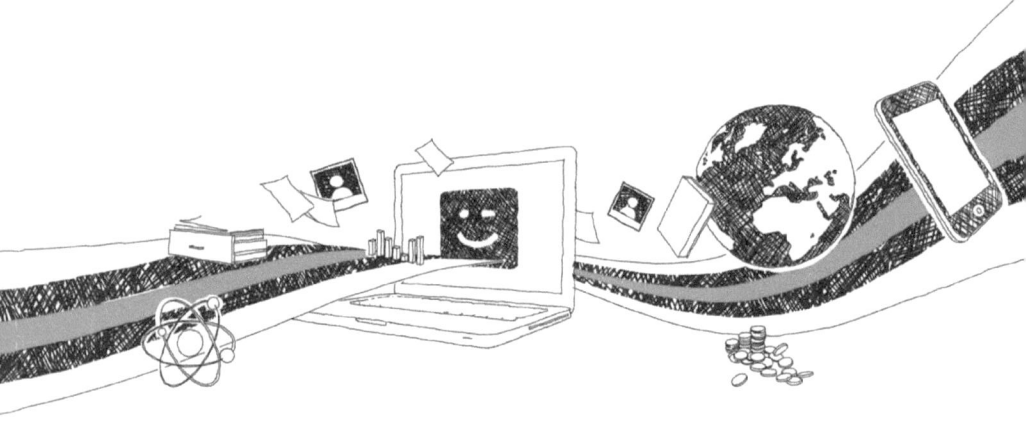
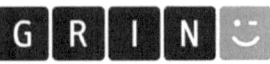